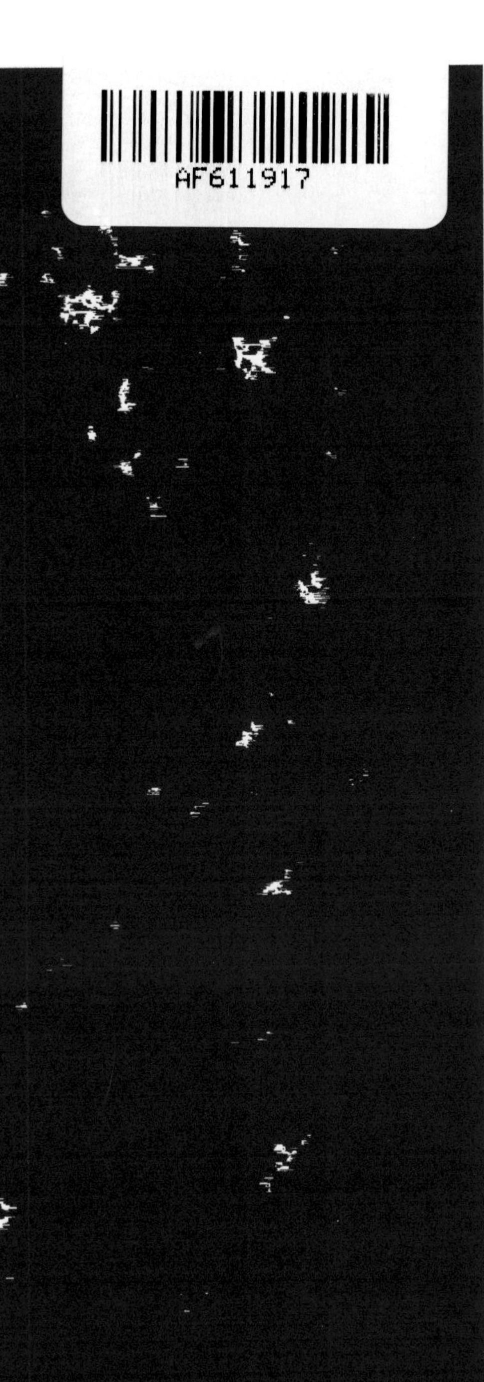

RECHERCHES EXPÉRIMENTALES SUR LA NATURE DES ÉMANATIONS MARÉCAGEUSES ET SUR LES MOYENS D'EMPÊCHER LEUR FORMATION ET LEUR EXPANSION DANS L'AIR,

Par le Dr Léon GIGOT de Levroux,

MÉDECIN-INSPECTEUR-ADJOINT DES BAINS DE MER DE ROYAN, MEMBRE CORRESPONDANT DE L'ACADÉMIE IMPÉRIALE DES SCIENCES, ARTS ET BELLES-LETTRES DE ROUEN, DE LA SOCIÉTÉ DE MÉDECINE DE PARIS, DE LA SOCIÉTÉ IMPÉRIALE DE MÉDECINE DE MARSEILLE, DE LA SOCIÉTÉ ACADÉMIQUE DE LA LOIRE-INFÉRIEURE, DES SOCIÉTÉS DE MÉDECINE DE TOURS, POITIERS BORDEAUX, ETC., ETC.

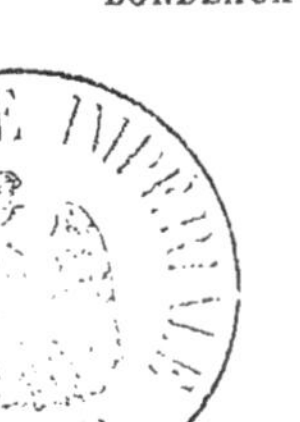

La meilleure de toutes les démonstrations, c'est sans contredit l'expérience....

Bacon, *novum organum*, aph. LXX.

. ... Il appartient aux gouvernements soucieux de protéger la santé publique, d'ordonner ou d'encourager par tous les moyens dont il dispose, ces grands travaux d'assainissement qui doivent profiter à la fois à la richesse du pays et au bien-être de tant de populations.

Tardieu, *Dict. d'hygiène publique*, t. II, p. 464.

PARIS,
LABÉ, LIBRAIRE DE LA FACULTÉ DE MÉDECINE,
PLACE DE L'ÉCOLE DE MÉDECINE, 23 (ANCIEN N° 4).

1859.

DU MÊME AUTEUR :

Études cliniques sur le traitement de l'angine couenneuse et du croup.

Instruction sur le choléra-morbus.

Réflexions sur le diagnostic des fractures de la base du crâne.

Secours aux malades pauvres des campagnes.

SOUS PRESSE :

De l'emploi des procédés hydrothérapique aux bains de mer.

CHATEAUROUX, IMP. DE MIGNÉ.

A M. ADOLPHE TRÉBUCHET,

OFFICIER DE LA LÉGION-D'HONNEUR,

MEMBRE DE L'ACADÉMIE IMPÉRIALE DE MÉDECINE ET DU CONSEIL D'HYGIÈNE PUBLIQUE DU DÉPARTEMENT DE LA SEINE.

Témoignage de reconnaissance.

LÉON GIGOT.

INTRODUCTION.

J'ai entrepris de résoudre par l'expérience une question qui a fait naître un grand nombre d'opinions contradictoires.

Que d'hypothèses plus ou moins ingénieuses ont été émises sur les effets et la nature de ces émanations délétères qui, de tout temps, ont fait ressentir leur funeste influence aux êtres vivants ! Il en est de l'intoxication paludéenne comme des grands fléaux qui portent avec eux la terreur et la désolation : si nous essayons de soulever un coin du voile mystérieux qui les enveloppe, nous courrons grand risque de nous égarer dans le champ des hypothèses. Les sciences, comme les lettres, prêtent aux écarts de la pensée ; et, avec de fausses applications scientifiques, il est facile, en médecine, de créer des systèmes et de composer des volumes. Malheureusement, ces théories sont quelquefois préjudiciables à la science et à l'humanité.

L'impaludation est une des questions les plus dignes de l'attention des médecins et des philanthropes. Qui n'a visité ces malheureuses contrées, si nombreuses sur le globe, où des populations entières languissent et se consument, en proie au fléau permanent des émanations marécageuses, ne peut se faire une idée des altérations profondes qui amènent la décadence prématurée des facultés physiques, intellectuelles et morales de ces populations. « *Nous ne » vivons pas ; nous mourons*, » répondait un des habitants du bassin Pontin à un voyageur qui demandait comment ils pouvaient vivre (1). Les habitants d'un grand nombre de nos départements pourraient faire encore aujourd'hui la même réponse.

Trop d'auteurs éloquents ont tracé le tableau des maux qui accablent ces enfants déshérités de la nature pour que j'entreprenne de jeter ici un pâle reflet de leurs saisissantes descriptions. D'ailleurs je m'éloignerais des limites que je me suis imposées. Il me suffira de rappeler, d'une manière générale, que les émanations marécageuses portent la mort sur leur passage, dépeuplent les cités, amènent la dégradation physique et morale des populations qu'elles atteignent, et réduisent, dans une proportion effrayante, la durée moyenne de la vie humaine.

Comme l'homme, les animaux souffrent de l'action des effluves. Cette observation n'avait point échappé aux anciens, puisque nous voyons Vitruve donner le conseil d'interroger les viscères des moutons pour reconnaître la salubrité des lieux. Dans les pays paludéens le gros bétail dépérit et les races de chevaux se dégradent ; les animaux y sont généralement petits, maigres et peu actifs. Beaucoup d'épizooties meurtrières qui se manifestent dans des loca-

(1) M. Levy, *Hygiène*, tome I, page 433.

lités réputées salubres et non marécageuses, reconnaissent cependant pour causes des émanations parties de foyers d'infection situés dans le voisinage de ces localités, tels que des prairies, des mares, des fossés, des défrichements, etc.

Si l'influence pernicieuse des eaux stagnantes est incontestable, quelle en est donc la cause matérielle ?

Avant de faire connaître les résultats des expériences que j'ai entreprises dans le but de résoudre cette question, j'examinerai d'abord les diverses opinions qu'elle a fait naître.

I.

Examen des théories émises sur l'origine et la nature du fléau paludéen.

En parcourant les descriptions des épidémistes de toutes les époques sur les effets de l'intoxication paludéenne, on reconnaît qu'avec quelque différence dans l'intensité, ces effets ont toujours été les mêmes depuis les temps les plus reculés de l'histoire. « La Grèce antique et la Grèce mo-
» derne, dit M. Littré, sont, à vingt-deux siècles de dis-
» tance, affligées par les mêmes fièvres, et cela prouve que
» les conditions climatologiques n'y ont pas essentiellement
» changé, car l'homme qui en est un des réactifs les plus
» sensibles y donne, aujourd'hui comme alors, la même réaction (1).

De tout temps aussi les observateurs ont attribué les funestes effets des marécages à des miasmes ou émanations développées au sein des eaux stagnantes et répandues dans l'atmosphère. Mais quand il s'agit de définir la nature et l'essence des miasmes, là commence le chaos.

Varron, Columelle, Vitruve, Lange, Lancisi, etc., ont

---

(1) Littré, *OEuvres d'Hippocrate*, tome II, page 563.

cru les effluves constitués par des insectes ou des animalcules invisibles.

Quelques savants ont placé leur origine dans la décomposition simultanée des matières animales et végétales que les eaux stagnantes renferment en si grande quantité ; d'autres dans les détritus ou émanations de certaines plantes, comme les racines du manglier et du mancenillier en Amérique, les fucus et les ulves (de Humbold), la flouve ou *anthoxanthum odoratum* (Nepple), le rizophore, le calamus, le chara vulgaris (Boudin).

Montfalcon attribuait au rouissage du chanvre certaines épidémies de fièvre intermittente.

Les chimistes ont payé aussi leur tribut à l'importante et obscure question qui nous occupe.

Wollaston, recueillant et analysant le gaz des marais, le trouve constitué par l'hydrogène proto-carboné mêlé de 14 ou 15 centièmes d'azote et d'une proportion variable d'acide carbonique, d'hydrogène sulfuré et d'une quantité à peine appréciable d'hydrogène phosphoré provenant de la putréfaction des matières animales.

Thénard et Dupuytren découvrent dans l'air puisé au-dessus des marais une matière très putrescible.

Moscati, de Milan, condense les émanations des rivières en suspendant, à trois pieds du sol, des globes de verre remplis de glace. L'eau condensée laisse surnager, au bout de quelques jours, une substance floconneuse d'une odeur cadavérique.

Brocchi aperçoit des flocons albumineux dans l'eau qu'il condense, de la même manière, sur les points réputés les plus insalubres.

Rigaud de Lisle, ayant placé dans les marais Pontins des cadres en bois garnis de plusieurs carreaux de verre disposés en toits, condense la rosée, et se procure ainsi deux bouteilles d'un liquide que Vauquelin analysa plus tard. Ce chimiste trouva à la vapeur condensée une réaction alcaline quelque peu ammoniacale, et en a extrait un résidu organique qui s'est carbonisé au feu.

Boussingault, opérant sur l'air des plaines marécageuses et si pernicieuses de l'Amérique, y constate la présence d'un principe organique de nature hydrogénée.

Il suffit de citer ces hypothèses et ces expériences pour montrer notre ignorance sur la nature des miasmes paludéens. Personne, jusqu'ici, n'a vu les animalcules auxquels certains auteurs ont attribué les phénomènes de l'impaludation. La flouve, le rhizophore, le calamus, le chara vulgaris, sont des plantes très innocentes du mal dont on les accuse. Les gaz recueillis sur les marais, quand ils sont préparés artificiellement, peuvent être souvent respirés, dans des proportions considérables, et pendant longtemps, sans déterminer des accidents analogues à ceux produits par l'impaludation. Ces gaz existent aussi dans les pays où il n'y a pas de fièvres ; on les retrouve dans les fumiers, les lieux-d'aisances, les eaux minérales sulfureuses... On a prouvé, il est vrai, qu'il existe dans l'air des marais une matière organique probablement entraînée par la vapeur d'eau qui se forme à leur surface ; mais ce principe est-il animal ou végétal, et doit-il être considéré comme la cause des accidents fâcheux déterminés par les eaux stagnantes ?

L'impossibilité où l'on a été, jusqu'à présent, de définir l'essence des miasmes en a fait nier l'existence par quelques auteurs. Dès-lors ceux-ci ont cherché dans un autre ordre d'idées l'explication des phénomènes faussement attribués, selon eux, à des émanations délétères. Ainsi, M. Fourcault place la cause des fièvres intermittentes, comme celle du choléra, dans un défaut d'équilibre entre le magnétisme terrestre et l'électricité atmosphérique. D'après M. Pallas, médecin principal en Algérie, les marais, par leur constitution géographique et leurs effets sur l'économie animale, présentent la plus grande analogie avec la pile galvanique. Leur action devient d'autant plus redoutable que l'eau dont ils sont formés tient en dissolution une plus grande quantité de matières organiques et salines (1).

Un habile praticien de la Sologne, le docteur Burdel, reprenant cette théorie, est arrivé aux conclusions suivantes :

« Nous pensons avoir suffisamment démontré que le » miasme fébrifère n'est pas constitué par un agent toxi- » que, poison formé de détritus organiques suspendus » dans l'air; que, par conséquent, ni les plantes, ni les » animaux microscopiques ou autres, ni les gaz qu'on » avait soupçonnés d'être complices du fléau et de contri- » buer à son développement, ne sont pour rien dans ce » qu'on appelle l'effluve paludéen. Qu'au contraire, la véri- » table cause de l'impaludation gît tout entière dans une per- » turbation spéciale du fluide électrique de l'atmosphère.

» Que cette perturbation, née de l'action de la chaleur » solaire sur un sol contenant des principes particuliers, » a pour effet, par suite des combinaisons chimiques qui » s'y opèrent, de troubler l'équilibre atmosphérique, et » qu'alors, sous l'influence des variations diurnes, il se » produit des sortes de flux et de reflux pendant lesquels

---

(1) Foissac, *Météorologie.*

» on observe, dans l'atmosphère, tantôt une diminution » très grande de l'électricité positive, c'est-à-dire une » soustraction presque complète de l'électricité, tantôt » une surabondance de ce fluide.

» Nous appuyons le développement de cette proposition » par les travaux de M. le docteur Mélier, travaux par les- » quels ce savant explique l'action délétère qui se dégage » du mélange des eaux douces avec les eaux salées, en » invoquant la force catalytique de Berzélius. Nous mon- » trons toute la similitude qu'il y a entre les actions chi- » miques et les phénomènes d'évaporation qui s'opèrent » dans les marais salants abandonnés, et ceux qui se » passent sur le sol ; car, ainsi que nous l'avons dit, » l'*électricité est d'autant plus manifeste que les molécules* » *humides, en se vaporisant, doivent se séparer de quelques* » *éléments hétérogènes auxquels elles sont chimiquement agré-* » *gées*. Que, par conséquent, l'analogie des marais salants » et des sols paludéens, quels qu'ils soient, est complète- » ment identique, en ce sens du moins que tous deux » agissent en troublant le fluide atmosphérique......
» ....
» ....

» Nous démontrons, par des observations que nous » eussions pu multiplier à l'infini, que c'est dans la pé- » riode pendant laquelle l'électricité diminue, c'est-à-dire » vers le milieu du jour, et non le soir et le matin, que » l'homme subit le plus cette influence que lui commu- » niquent l'atmosphère qui l'entoure et le sol qu'il foule » aux pieds ; que tous deux, lorsqu'ils sont échauffés » par les rayons du soleil, soutirent l'électricité propre » à l'homme, en produisant chez lui ces troubles parti-

» culiers auxquels on a donné le nom d'impaludation (1).»

Après avoir lu l'ouvrage de M. Burdel, on ne peut accepter ses conclusions.

D'abord ce médecin n'a constaté par aucune expérience qu'il n'existe point dans l'air des marais de détritus organiques végétaux ou animaux, et que ces principes ne sont pas les véritables agents délétères des pays paludéens. Selon lui, l'opinion qui attribue les phénomènes de l'impaludation à des émanations organiques *manque de vraisemblance* (2); mais il ne prouve nullement qu'elle soit fausse. Quant à cette perturbation électro-chimique de l'atmosphère et du sol qui agirait sur le système nerveux de la vie organique en altérant les forces vitales, comment M. Burdel l'a-t-il constatée? Avec l'ozonomètre de M. Schœnbein!... Notre confrère n'ignore pas que si nous ne savons encore rien sur la nature des miasmes, nous n'en savons pas davantage sur celle de l'ozone. Ainsi, considéré d'abord comme de l'oxygène dans un état particulier d'activité chimique qui lui serait imprimé par l'électricité, l'ozone est, selon quelques savants, de l'oxigène naissant, et, selon d'autres, un composé nouveau d'hydrogène et d'oxygène ou oxide d'hydrogène. A peine l'ozone eut fait son entrée dans le monde scientifique, qu'on lui attribua bientôt un rôle physiologique important. On a prétendu constater une relation intime entre la présence ou l'absence de ce corps dans l'atmosphère et l'apparition de certaines maladies épidémiques, telles que le choléra, la grippe, les fièvres intermittentes ; mais toutes ces recher-

(1) Burdel, *Recherches sur les fièvres paludéennes*, pages 58 et suivantes.
(2) *Op. cit.*, page 38.

ches n'ont abouti à rien. L'ozone et son action sur les êtres organisés nous sont encore inconnus. Les observations de M. Burdel reposent donc sur une hypothèse.

On a fait jouer à l'électricité, dans la production de plusieurs maladies épidémiques et endémiques, un rôle que ce fluide n'a certainement pas, et que ne justifie d'ailleurs aucune expérimentation rigoureuse.

« Parmi tous les phénomènes météorologiques, dit M. Ch. Martins, il n'en est point dont l'observation soit plus délicate que celle des manifestations électriques. Elle exige une grande habitude et des précautions infinies. Une vapeur, un nuage, un peu de brouillard suffisent pour changer toutes les indications. (1) » Cette judicieuse remarque nous montre avec quelle réserve il faut accepter toutes les observations relatives aux perturbations de l'électricité atmosphérique et à leur influence sur la production des maladies.

M. le docteur Lambron, auteur d'intéressantes études sur la fièvre intermittente dans le département de l'Indre, pense que l'effluve fébrifère est produit dans le sol par le mélange des principes marins que celui-ci renferme avec les eaux douces. Voici comment ce médecin distingué s'exprime :

« Parmi les différents terrains qui forment l'écorce de notre globe, les uns ont été formés avant l'apparition de la mer, d'autres sont exclusivement dûs à des dépôts marins, certains à des dépôts d'eaux douces, quelques autres à des dépôts opérés au milieu d'un mélange d'eaux douces et d'eaux marines. La mer, en se retirant, après avoir couvert

(1) *Patria, météorologie de la France*, page 212.

ces terrains pendant un temps dont nous ne saurions calculer la durée, n'a-t-elle donc rien laissé dans leurs couches de ses principes salins? Les nombreux fossiles d'animaux marins dont les roches sont abondamment pourvues seraient là pour attester le contraire. D'un autre côté, les eaux douces qui filtrent ou courent sans cesse entre les diverses couches de la terre viennent précisément, comme dans les marais salés, mêler leurs principes à ces principes marins. Quant aux terrains formés au milieu d'un mélange d'eaux douces et d'eaux salées, leur composition même se trouve précisément dans une condition identique à celle de ces mêmes marais. On comprend maintenant que selon que le sol sera formé par tel ou tel de ces terrains, le pays sera beaucoup, ou rarement, ou jamais exposé à la fièvre intermittente. (1) »

Cette théorie est certainement fort ingénieuse ; mais pour qu'elle fut générale, il faudrait que partout où règne la fièvre intermittente les terrains fussent de même nature, et que partout aussi on puisse retrouver ce mélange de terres marines à des terres d'eau douce. Or c'est ce qui n'existe pas. D'ailleurs, tout en indiquant quelle est, dans son opinion, l'origine de l'effluve fébrifère, notre savant confrère ne cherche point à en déterminer la nature. Aussi ajoute-t-il plus loin : « préciser la nature d'un agent que nous n'avons pu saisir encore et que nous connaissons seulement par ses fâcheux effets, n'est pas chose facile. Nous ne saurions donc dire si c'est un gaz, une vapeur, ou une émanation matérielle et directe fournie par le mélange des

---

(1) *Études sur la fièvre intermittente dans le département de l'Indre*, page 73.

détritus ou éléments marins renfermés dans les couches terrestres avec les éléments des eaux douces des pluies ou des courants souterrains. (1) »

Je limiterai là cette revue, peut-être déjà trop longue, des principales théories émises sur l'origine et la nature du fléau paludéen.

On le voit, tout se résume à des expériences incomplètes et à des hypothèses sans preuves.

---

(1) *Op. cit.*, page 77.

II.

Recherches expérimentales sur la nature des émanations marécageuses.

La prodigieuse quantité d'êtres vivants qui naissent, se développent et meurent au sein des eaux stagnantes, effraye l'imagination.

Les végétaux des marais, depuis la sphaigne à larges feuilles, les joncs, les roseaux, les scirpes, les laiches, etc., jusqu'aux arbustes les plus élevés, forment, par leurs débris, un dépôt limoneux, berceau d'une génération incessante. On rencontre parmi ces végétaux les espèces les plus dissemblables et les plus opposées. C'est ainsi qu'à côté de l'arum, des glaïeuls, de l'hellébore fétide, dont l'aspect sinistre et l'odeur repoussante semblent révéler une influence pernicieuse, se montrent le nénuphar, la sagittaire, la parnassia palustris, etc., qui charment les yeux et l'odorat. Les plantes les plus vénéneuses, telles que la renoncule scélérate, la cigüe, croissent à côté des végétaux alimentaires, comme la châtaigne d'eau et la zizanie.

La zoologie des marais est plus variée encore que leur flore. Outre les poissons, les reptiles, les batraciens, les mollusques, une multitude de vers et de crustacés, il existe dans les eaux stagnantes des myriades d'animaux microscopiques appelés *infusoires*, dont on ne connaît probablement pas toutes les espèces.

Si la constitution physique des marais varie, ils ont au moins pour caractère commun, selon la remarque de M. Levy (1), « de favoriser le développement d'une certaine végétation, et de servir de réceptacle aux doubles produits d'une pullulation organique sans fin et d'une incessante putréfaction : mystérieux laboratoires de la vie et de la mort, ils servent à la fois de berceau et de sépulture à d'innombrables générations de plantes et d'animalcules ; ils présentent le contraste de l'immobilité de leurs eaux dormantes avec l'agitation de tant d'êtres divers qu'ils abritent, et, comme pour protéger l'orgie d'une création immonde, ils repoussent l'homme et font autour de leurs bords la solitude par l'infection et la maladie. »

Des eaux où fourmille une semblable vermine, où fermentent tant de substances en décomposition, ne doivent-elles pas répandre dans l'atmosphère qui les environne une partie des détritus organiques qu'elles renferment ? et ces principes n'exercent-ils pas eux-mêmes une action délétère sur l'organisation humaine ? On conçoit qu'il ne peut en être autrement. Ici l'induction pourrait presque suppléer l'expérience ; mais, dit-on, en pareille matière, il ne suffit point de voir avec les yeux de l'esprit, il faut démontrer par l'expérimentation.

J'ai pensé qu'il était possible de recueillir tous les miasmes que renferme l'air des eaux stagnantes en le faisant passer lentement au travers d'acide sulfurique pur. Par cette sorte de tamisage, l'air devait abandonner à l'acide les détritus organiques qu'il contenait.

L'appareil que j'ai employé est représenté à la Planche I.

---

(1) *Op. cit.*, page 417.

A aspirateur de la capacité de dix litres portant à sa partie supérieure un tube droit B terminé par un entonnoir, et un second tube B' recourbé à angle droit. Le tube B est muni d'un robinet R. Au tube B' s'adapte un conduit en caoutchouc C communiquant avec l'une des branches d'un tube en U qui contient une petite quantité d'acide sulfurique pur. A la seconde branche de ce tube est adapté un autre conduit C', également en caoutchouc, destiné à puiser l'air. Le tube en U est fermé par des obturateurs en caoutchouc. L'aspirateur porte à sa partie inférieure un robinet R'. Un vase V, de la capacité de douze à quinze litres, est placé au-dessous de l'aspirateur. Pour remplir celui-ci d'eau, on détache le conduit C du tube B', on ferme le robinet R', et on ouvre le robinet R. Lorsque l'aspirateur est plein, le conduit C est adapté de nouveau au tube B', le robinet R fermé, et le robinet R' ouvert. Ce dernier doit être peu ouvert, afin que le liquide s'écoule très lentement. Dans mes expériences, la durée de l'écoulement était ordinairement de quarante à cinquante minutes.

Au fur et à mesure que l'aspirateur se vide, l'air traverse l'acide sulfurique contenu dans le tube en U et y laisse les détritus organiques qu'il renferme. On remplit l'aspirateur aussi souvent qu'on le juge convenable, et le nombre de fois qu'il a été rempli multiplié par dix indique le nombre de litres d'air qui a traversé l'acide sulfurique.

Mes recherches ont été faites sur plusieurs points du département de l'Indre où m'appelait ma pratique médicale, et dans lesquels la fièvre intermittente est endémique.

J'ai varié les expériences autant qu'il m'a été possible, pendant le jour et après le coucher du soleil, sur le bord des étangs et des marais proprement dits, auprès des fossés, des ruisseaux, des mares, dans les bois, les brandes, et sur les prairies. Car, selon la remarque de M. Tardieu, « au point de vue de l'hygiène, on doit comprendre sous le nom de marais, non pas seulement ce que désigne le langage vulgaire, mais, dans un sens plus général, *toute portion du sol alternativement couverte et abandonnée par les eaux, et donnant lieu, sous l'influence du desséchement et de la chaleur, au dégagement des miasmes qui engendrent la fièvre* (1). »

L'acide sulfurique incolore, limpide, et dans lequel l'œil, même avec l'aide du microscope, n'apercevait aucun corps étranger, présentait, après l'expérience, une coloration plus ou moins foncée, suivant la quantité d'air qui l'avait traversé et l'abondance des matières organiques que celui-ci renfermait. Alors l'œil nu y distinguait facilement quelques cadavres d'insectes et un nombre infini de corpuscules dont il était impossible de préciser la nature. Une goutte de cet acide placée sur le porte-objet du microscope laissait voir çà et là des corps pour la plupart irréguliers, en nombre quelquefois considérable, et très dissemblables sous le rapport du volume et de la forme. L'acide conservait sa limpidité et sa transparence dans tous les points qui séparaient ces corps les uns des autres. C'était évidemment là les miasmes que renfermait l'air par lequel l'acide sulfurique avait été traversé. Restait à déterminer, *de visu*, la nature de ces miasmes. Ils ont été dessinés avec soin au microscope et reproduits sur des planches placées à la fin de ce travail.

Un naturaliste dont les curieuses expériences sur la gé-

---

(1) Tardieu, *Dictionnaire d'hygiène publique*, t. II, page 450.

nération spontanée ont eu du retentissement dans le monde scientifique, M. Pouchet, professeur d'histoire naturelle au muséum de Rouen, a appliqué aussi le microscope à l'étude des substances que renferme l'air atmosphérique. Ayant recueilli de la poussière sur une infinité de points différents, le savant professeur détermina la nature des corpuscules composant cette poussière. Les résultats de ses recherches ont été signalés dernièrement à l'Académie des Sciences.

Parmi les substances que renferme l'air, les unes restent en suspension, à cause de leur légèreté, les autres, disséminées par les vents, sont détruites ou se déposent à des distances plus ou moins considérables. L'examen de la poussière ne saurait donc être une étude micrographique exacte et complète de l'air.

Par le procédé que j'ai décrit plus haut, on peut recueillir tous les corps organiques répandus dans l'atmosphère, ou, du moins, tous ceux que nous apercevons à l'aide de nos instruments. Cette assertion est prouvée par l'expérience suivante : un second tube en U, contenant de l'acide sulfurique pur, communique avec l'aspirateur **A** (Pl. I), au moyen du conduit C, et avec le premier tube en U, par une rallonge en caoutchouc. L'air, après avoir traversé lentement l'acide du premier tube, passe dans celui du second où il ne dépose plus de détritus visibles au microscope.

L'acide sulfurique offre certainement des inconvénients pour ces sortes d'expériences, puisque, par son action sur les matières organiques, il peut en altérer la forme, la coucouleur, la densité, etc. Cependant j'ai préféré ce liquide à tout autre, parce qu'il m'a paru le plus propre à débarrasser entièrement l'air des corps étrangers qu'il renferme, et qu'il n'est pas impossible, malgré son action énergique, de déterminer la nature de la plupart de ces corpuscules (1).

Les Planches II, III, IV et V montrent les *principaux types* des émanations marécageuses recueillies au moyen du lavage de l'air dans l'acide sulfurique pur. Ces émanations sont constituées principalement par des fragments de végétaux (feuilles, fibres, cellules, etc.) (2), des grains de pollen (3), des débris d'insectes (4), des infusoires entiers (5), et surtout des débris de ces animalcules, ce qui tient à l'extrême facilité avec laquelle ils se décomposent par diffluence.

Quelques détails sur ce point me paraissent nécessaires.

Les infusoires ou animaux dont la grandeur moyenne est de un à cinq dixièmes de millimètres (Dujardin), sont formés d'une substance homogène, glutineuse, diaphane, sans organes visibles, et cependant organisée, nue ou revêtue en partie d'une enveloppe plus ou moins résistante. Cette substance qui est la partie essentielle des infusoires paraît jouir de propriétés différentes de celles des autres substances animales. Ainsi, l'acide sulfurique n'a sur elle aucune action :

---

(1) Voyez, à la note de la page 47, *l'extrait de ma correspondance avec M. le professeur Pouchet, de Rouen.*

(2) Pl. II, fig. 1, 2, 9, 27, 43, 66, etc.
Pl. III, fig. 1, 3, 14, 19, 30, 37, etc.
Pl. IV, fig. 5, 8, 9, 10, 39, etc.
Pl. V, fig. 4, 21, 23, etc.

(3) Pl. II, fig. 42.
Pl. III, fig. 21, 54.
Pl. IV, fig. 40.

(4) Pl. II, fig. 32, 58, etc.
Pl. III, fig. 34, 49, 52, etc.
Pl. IV, fig. 1, 11, 18, etc.

(5) Pl. II, fig. 16, 47.
Pl. III, fig. 36.

il n'altère pas plus que l'eau sa transparence et sa consistance, tandis qu'il se comporte d'une manière toute différente avec les autres substances animales.

Mais le phénomène le plus remarquable qu'offrent les infusoires, c'est leur décomposition par diffluence. Quoi de plus surprenant, en effet, que de voir un animal vivant se rompre à la plus légère pression, même au seul contact de l'air, et se répandre en une foule de parcelles dont chacune semble constituer un nouvel animal.

La coquille sous laquelle s'abritent plusieurs espèces d'infusoires étant principalement formée de matières salines, est dissoute par les acides.

Dans tous les cas, quels que soient le degré de décomposition des animalcules et l'irrégularité de la forme qu'ils prennent par suite de la diffluence, il est toujours facile de reconnaître la substance qui les compose à son aspect diaphane et glutineux.

La figure 53 de la Planche II donne une idée des modifications que peut subir cette substance par suite de la diffluence.

J'appellerai l'attention du lecteur sur les figures 70 et 92 de la Planche II, 23 de la Planche III, 22 et 36 de la Planche IV. J'ai reconnu à la substance qui composait ces corpuscules tous les caractères de celle des infusoires. Je l'ai fréquemment rencontrée dans les eaux stagnantes, dans l'air qui les environne et dans l'humus des sols marécageux où elle existe en très grande quantité, même longtemps après leur dessèchement. Pour l'apercevoir, il suffit d'imbiber de quelques gouttes d'eau distillée une parcelle de terre placée sur le porte-objet du microscope ; alors la substance dont je parle ne tarde pas à surnager. L'acide sulfurique ne l'altère pas.

On conçoit facilement que la substance des infusoires doive entrer dans la composition du limon déposé au fond des eaux stagnantes, en considérant qu'elles sont remplies de ces animalcules ; et le nombre en est quelquefois si considérable que ces animaux donnent leur couleur à l'eau qui les renferme. Qui n'a remarqué souvent, à la surface des eaux croupissantes ou sur leurs bords, une pellicule luisante et vivement colorée ? Elle est formée par des myriades d'euglènes. La coloration verte de certaines eaux est due à l'euglène verte *(euglena viridis)* ; quelques-unes semblent avoir été changées en sang par suite de la multiplication de l'*euglena sanguinea* et autres infusoires rouges. Telle est aussi la cause de la coloration des salines.

J'ai déjà dit que l'air qui environnait les eaux stagnantes contenait, comme ces dernières, des infusoires entiers et surtout des détritus de ces animaux. Les espèces que j'y ai rencontrées le plus fréquemment sont des euglènes et plusieurs autres qu'il ne m'a pas été possible de classer, probablement à cause de leur décomposition par diffluence.

J'ai vu aussi quelques animalcules ayant l'aspect d'insectes entiers et bien conservés (1). D'autres paraissaient appartenir à la famille des tardigrades (2).

Quelles sont donc les causes auxquelles on doive attribuer la présence de ces corps organiques dans l'atmosphère des marais ?

Nous distinguerons trois cas :

---

(1) Pl. III, fig. 9, 27.
Pl. IV, fig. 8.

(2) Pl. II, fig. 69, 94.
Pl. III, fig. 13.
Pl. IV, fig. 38.

1° Le sol est submergé ;

2° Le sol, récemment abandonné par les eaux, est encore humide ;

3° Il est complètement sec.

Dans le premier cas, les miasmes sont emportés du sein des eaux par la vapeur aqueuse qui se forme à leur surface. Ayant recueilli une certaine quantité de cette vapeur au moyen de mélanges réfrigérants, j'y ai vu avec le microscope les mêmes principes que dans l'eau et dans l'acide sulfurique traversé par l'air. La quantité d'émanations était toujours en raison inverse de la profondeur de la couche d'eau.

Le second cas a été le plus favorable au dégagement des effluves, par suite de l'état de la surface d'évaporation et de l'action des vents qui entraînent les poussières organiques dont sont couverts le sol et les végétaux.

Quinze grammes d'acide sulfurique pur ont été traversés par deux cent cinquante litres d'air sur les bords d'un étang appelé la Forge, presque aussitôt après sa mise à sec ; la même expérience fut faite sur l'étang de Touée qui était en pleine eau. Les miasmes provenant de ce dernier étaient peu nombreux comparativement à ceux du premier (1). L'acide sulfurique avait presque conservé sa transparence. Au contraire, celui qui avait servi à l'expérience faite sur l'étang de la Forge était devenu noir et renfermait un nombre considérable de détritus (2).

Si le sol est complètement sec, l'évaporation est presque nulle, et cependant il se produit quelquefois beaucoup de miasmes. C'est ce que j'ai constaté sur les prairies de

---

(1) Pl. V.
(2) Pl. II.

Villegongis et de la Maremagne, après une extrême sécheresse (1). Alors, les miasmes qui se trouvent sur le sol et les végétaux sont enlevés par les vents.

En résumé :

Il existe dans l'atmosphère des marais des substances organiques qui, formées au sein des eaux stagnantes, sont entraînées dans l'air par la vapeur aqueuse produite à leur surface, et en même temps par les vents, lorsque le sol est à sec. Ces substances sont constituées principalement par des débris de végétaux, d'insectes, et d'animalcules infusoires.

Reste à démontrer qu'elles engendrent réellement les phénomènes désastreux de l'impaludation.

Ici ma tâche devient plus difficile; car on comprend qu'il ne m'a pas été possible d'expérimenter directement sur l'homme. « Mais sans l'induction la science serait souvent boiteuse, » dit judicieusement M. Levy (2); et, suivant la remarque de M. Whewel, « il faut que les faits soient corroborés par tous les trésors de la raison (3). » Ne sait-on pas d'ailleurs qu'il y a des preuves qui, sans être directes, n'en ont pas moins une grande valeur. C'est cet ordre de preuves que je vais aborder.

L'eau marécageuse, employée en boisson, peut déterminer chez l'homme et les animaux les effets de l'impaludation. Cette remarque a été faite par les observateurs de toutes les époques. Ainsi Hippocrate dit « *que ceux qui font usage d'eau marécageuse ont toujours la rate très volumineuse et dure;* » et Galien : « *potest tamen efficere morbum universalem haustus aquæ infectæ.* »

---

(1) Pl. III et IV. Ces prairies, à sol tourbeux, sont fréquemment submergées.

(2) *Op. cit.*, t. I, pag. 448.

(3) *Philosophie des sciences.*

Parmi les faits rapportés par les observateurs modernes, et que je pourrais invoquer, je me contenterai de signaler celui que M. Boudin raconte dans son essai de géographie médicale :

« Au mois de juillet 1834, par un temps superbe, huit cents militaires, tous en bonne santé, sont embarqués à Bone sur trois navires pour rentrer en France.

Sur cent vingt hommes placés sur le navire sarde l'*Argo*, treize succombent pendant la courte traversée à des accès de fièvres pernicieuses; des cent sept survivants, quatre-vingt-dix-huit furent débarqués au lazaret de Marseille, offrant tous les dégrés, toutes les nuances, tous les types les plus variés des fièvres paludéennes. Les deux autres navires arrivèrent le même jour, sans un seul malade. Parmi les malades de l'*Argo* quatre succombèrent à des fièvres pernicieuses, les autres se rétablirent sous l'influence du sulfate de quinine largement administré. Une enquête médicale prescrite par l'autorité militaire, et à laquelle nous prîmes une part active, démontra qu'au départ de la rade de Bone, dans un moment de précipitation, plusieurs tonneaux d'eau puisés dans un lieu marécageux avaient été placés à bord de l'*Argo*, pour être affectés aux besoins des passagers militaires, qui, en effet, se plaignirent tous de la saveur repoussante et de l'odeur nauséabonde de l'eau. L'équipage, au contraire, qui continua de faire usage de l'eau pure de son approvisionnement spécial, n'eût pas un seul malade. »

Des moutons auxquels on donne de l'eau marécageuse pour boisson présentent, au bout d'un certain temps, les caractères de la maladie appelée *hydroémie*, *cachexie aqueuse*, *pourriture*. Et cette altération du sang chez les bêtes à laine correspond à l'intoxication palustre chez l'homme : elle est due aux mêmes éléments qui produisent les fièvres intermittentes.

Je n'ignore pas que les auteurs qui ont écrit sur la *pourriture* attribue le développement de cette maladie à l'action de l'eau répandue dans l'atmosphère et que contiennent les plantes dont se nourrissent les moutons. Par exemple, selon Huzard, l'*humidité*, l'*intempérie* insalubre sont les principales causes productrices de la cachexie aqueuse (1). M. de Romanet l'attribue aux herbes molles dans lesquelles la substance réellement nutritive n'est nullement en rapport avec l'énorme quantité d'eau qu'elles contiennent. « Quant aux bêtes à laine, dont le tempérament est mou et lymphatique, dit cet auteur, ces aliments trompeurs n'apportent à leur appareil digestif, à leurs organes assimilateurs que des matériaux insuffisants : leur sang s'appauvrit, et bientôt la circulation n'a plus assez d'activité pour entraîner au dehors cet excès d'eau qui s'infiltre peu à peu dans tous leurs tissus (2). » Puisqu'il est possible de faire naître la pourriture en donnant de l'eau marécageuse pour boisson aux moutons, il est évident que ce n'est point seulement à l'eau, mais aux principes délétères qu'elle renferme qu'est dû le développement de la maladie.

Je citerai encore comme preuve de l'identité, au point de vue de l'étiologie, des accidents paludéens chez l'homme et de la cachexie aqueuse chez les bêtes à laine, l'action du quinquina dans cette maladie : lorsqu'elle n'est pas trop ancienne, elle peut être guérie par le fébrifuge. Un habile vétérinaire de Châteauroux, M. Fougera, assure avoir retiré

(1) *Résultats des observations faites sur la maladie de la Sologne* 1781.

(2) *Mémoire sur la cachexie aqueuse des bêtes à laine de la Sologne* 1853.

les meilleurs effets de l'emploi du sulfate de quinine contre la pourriture bien confirmée : *Naturam morborum curationes ostendunt.*

Il est donc certain que les eaux marécageuses produisent les effets de l'impaludation. Or nous avons vu que l'air qui environne ces eaux renferme les mêmes principes qu'elles, savoir des débris de végétaux, d'insectes, et d'animalcules infusoires; par conséquent, si ces principes sont réellement les agents délétères des marais, ils doivent produire les mêmes effets, qu'ils soient suspendus dans l'atmosphère ou renfermés au sein des eaux. C'est ce que démontrent les expériences de M. de Gasparin. Cet éminent agronome, après avoir recueilli par condensation une certaine quantité de vapeur aqueuse répandue dans l'atmosphère des marais, en frictionna des moutons et leur en fit boire, il vit se développer chez eux la cachexie aqueuse (1). »

Mais, dira-t-on, de ce que les eaux marécageuses engendrent chez l'homme et les bêtes à laine les accidents paludéens, il ne faut pas en conclure que ceux-ci soient dûs aux substances que le microscope montre dans ces eaux et que la vapeur aqueuse entraîne dans l'atmosphère ; car pourquoi le véritable agent délétère, poison subtil, ne serait-il pas dissous dans l'eau, de façon à être invisible même avec le microscope le plus fort ? Voici une expérience qui détruit cette objection : Filtrez de l'eau marécageuse jusqu'à ce que le microscope n'y montre plus de matières organiques, et faites boire cette eau à des moutons parfaitement sains ; quelque quantité qu'ils boivent, ils ne présenteront aucun signe d'altération du sang. Le con-

(2) Becquerel, *Hygiène*, page 183.

traire aura lieu si l'eau n'est point privée des corpuscules que j'ai signalés.

On objectera encore que si les effets de l'impaludation sont réellement causés par les détritus organiques suspendus dans l'atmosphère des marais, on doit observer ces effets partout où existent des foyers actifs de décomposition de matières végétales et animales, tels que les fumiers et les amas d'immondices. Je répondrai à cela que les matières organiques qui forment les fumiers et les amas d'immondices diffèrent de celles qui sont contenues dans les eaux marécageuses, et que cette seule diversité des substances que renferment les foyers d'insalubrité suffit pour expliquer la diversité de leurs effets, en vertu de ce principe *que les matières organiques, comme les substances salines, n'ont pas toutes la même action sur l'économie, lorsqu'elles ont été absorbées.* Par exemple, M. Gaspard a démontré que les matières végétales putréfiées ont des qualités moins nuisibles que les matières animales également putréfiées. Magendie fait observer que les diverses sortes de chair n'ont pas la même activité dans leur putréfaction ; que les muscles des mammifères herbivores paraissent moins actifs que ceux des carnivores ; que l'eau putréfiée d'huître n'a pas d'effets très violents, et qu'il suffit d'injecter dans les veines d'un chien quelques gouttes d'eau putride de poisson pour produire, en moins d'une heure, des symptômes qui ont la plus grande analogie avec le typhus et la fièvre jaune, etc. (1). Ces expériences sont propres à jeter du jour sur les divers effets des miasmes paludéens.

On sait, en effet, que les maladies qui résultent de l'in-

(1) *Journal de physiologie expérimentale*, 1823.

toxication palustre varient non-seulement suivant les climats, mais encore suivant l'état du sol. Ainsi, les inondations du Nil amènent la peste, celles du Gange le choléra; sur les bords du Mississipi règne la fièvre jaune. En Europe, des épidémies différentes succèdent souvent aux alternatives d'inondation et de dessèchement des marais. L'exploitation des étangs empoissonnés nous en offre un exemple. On voit des épidémies périodiques correspondre successivement et dans un ordre régulier aux trois années de mise en eau, de pleine eau et d'assec. M. le docteur Ancelon a fait, aux environs du grand étang de l'Inde, dans la Meurthe, la remarque curieuse que les maladies revêtaient, la première année, le type franchement intermittent, la seconde la forme typhoïde, et la troisième le caractère charbonneux. Quelque chose d'analogue se passe encore dans les marécages de la Basse-Normandie, aux environs de Carentan et d'Isigny, où l'irrégularité de l'écoulement des eaux et les alternatives d'inondation et de dessèchement des prés salés produisent, quoique avec une périodicité moins fixe, les mêmes effets (1).

J'ai fait cette observation dans plusieurs localités marécageuses du département de l'Indre. Souvent les fièvres intermittentes y alternent avec des épidémies de fièvres thyphoïdes ou coïncident avec elles. En 1854, une bourgade du canton d'Issoudun, appelée La Champenoise, fut ravagée par le choléra et la fièvre thyphoïde. Presque tous les habitants qui n'ont pas été atteints par ces maladies ont eu la fièvre intermittente.

Ces diverses affections sont-elles produites par des

(1) Tardieu, *op. cit.*, t. II, page 434.

miasmes d'espèces différentes ou dues à des modifications imprimées aux émanations par certaines conditions géologiques et météorologiques ? Des recherches nouvelles sont indispensables pour éclairer cette question, et voici un problème intéressant à résoudre : déterminer l'influence que peut avoir l'état de sécheresse et d'humidité du sol et de l'atmosphère sur les propriétés physiques et toxiques des émanations paludéennes.

III.

Moyens préservatifs.

Les landes seront défrichées.....

(Napoléon III, discours de 1857.)

Quels que soient les efforts des hommes pour détruire le fléau paludéen, il ne faut pas espérer voir disparaître à jamais ce terrible ennemi de l'espèce humaine.

Supprimerait-on de la surface du globe tous ces cloaques où la nature semble étaler un luxe d'insalubrité et de mort, parviendrait-on à enchaîner dans leurs lits ces immenses masses d'eau qui, après avoir rompu leurs digues, vont semer au loin tant de germes de destruction, que, de temps à autre, les phénomènes de l'intoxication palustre se manifesteraient encore. Des pluies torrentielles, par exemple, peuvent former accidentellement, sur les terrains imperméables, des foyers où s'élaborent et fermentent des miasmes délétères. Mais il y a loin des atteintes d'un mal passager, d'épidémies accidentelles, à l'action incessante d'un poison qui détruit peu à peu les sources de la vie, quand il ne tue pas avec la rapidité de la foudre.

La physiologie expérimentale nous montre des animaux succombant exténués, au bout de dix ou vingt jours, sous l'influence des émanations de matières putrides au-dessus desquelles ils ont été placés au moyen d'un grillage en double fond. Ces expériences donnent une idée des tristes conditions dans lesquelles se trouvent tant d'êtres humains condamnés à vivre au milieu de l'atmosphère empoisonnée des marais.

L'administration ne doit donc reculer devant aucun sacrifice pour remédier à tant de souffrances et de misère. Reconnaissons d'ailleurs, avec M. Tardieu, « qu'il n'y a pas un chef d'État digne de ce nom qui n'ait tenu à honneur de montrer sa sollicitude pour ces graves problêmes intéressant si directement la santé publique, et de donner l'impulsion aux grands travaux qui peuvent seuls détruire les foyers d'infection que constituent les marais. En Italie, en Hollande, comme en France, les plus beaux résultats ont déjà été obtenus, à différentes époques. En ce moment même, une entreprise aussi grande par la pensée qui l'a conçue que par les moyens d'exécution, réalise la régénération de la Sologne, et tout ce qu'on peut demander, c'est de voir s'étendre à tous les points insalubres de notre territoire ces vues généreuses qui, en les assainissant et en les rendant à l'agriculture, seront un double bienfait pour ces populations qu'elles sauveront à la fois de la misère et de la mort (1).

Éviter la stagnation des eaux, c'est prévenir les désastreux effets de l'impaludation. Tout le problême est là. Examinons donc les divers moyens de le résoudre.

---

(1) *Op. cit.*, t. II, page 460.

1. — Dessèchement.

Ce mode d'assainissement ne devra être mis en pratique que lorsqu'il sera possible de donner aux eaux un écoulement complet ; sans quoi, le sol conservant son humidité, et pouvant être submergé à certaines époques de l'année, deviendrait une surface d'évaporation plus malfaisante qu'avant le dessèchement. C'est ainsi qu'on voit des étangs qui, convertis en prairies ou mis en culture, laissent dégager beaucoup plus de miasmes que lorsqu'ils étaient en pleine eau.

J'ai déjà cité les résultats de mes expériences sur un ancien étang desséché, appelé la Maremagne, dont le sol est constamment humide et exposé à toute l'ardeur du soleil. J'ai rencontré dans l'air qui l'environne une quantité de détritus organiques bien plus considérable que dans celui d'aucun étang en pleine eau.

Je n'exagère pas en disant que les prairies si insalubres de la commune de Bouges (canton de Levroux) émettent, dans un temps et un espace déterminés, dix fois plus de miasmes qu'un étang situé dans la même commune et dont la couche d'eau est toujours profonde.

Ces expériences me paraissent être la réfutation complète d'une des principales objections faites à la *vieille doctrine* qui attribue l'intoxication palustre aux émanations des eaux stagnantes. « Dans le département de l'Indre, dit M. Lambron, pourquoi, certaines années, les fièvres sont-elles donc si nombreuses dans la Champagne où il n'y a pas d'étangs ? On objectera sans doute que la cause de cette fréquence doit être attribuée à l'influence de la Brenne qui n'est éloignée que de huit à dix lieues ; mais je demanderai alors pourquoi la portion du Boischaut, située entre la Champagne et la Brenne, et sur laquelle soufflent d'abord les vents toxiques, a souvent moins de fiévreux que cette contrée (1). » M. Lambron qui a pratiqué dans la Champagne pendant dix ans la connaît tout aussi bien que moi ; par conséquent il n'ignore pas que son sol calcaire est interrompu çà et là par de mauvaises prairies tourbeuses et humides. Je lui rappellerai celles qui s'étendent de Brion aux marais de Coings, à une distance de plusieurs kilomètres ; le vaste rideau de prairies marécageuses qui enveloppe La Champenoise et plusieurs autres communes du canton d'Issoudun. Or j'ai trouvé dans l'air de ces prairies les mêmes émanations que dans les contrées à étangs, et quelquefois en plus grande quantité. Il n'est donc point étonnant d'observer en Champagne les accidents paludéens.

L'écoulement consiste à diriger les eaux au moyen de rigoles, de fossés parallèles, dans des réservoirs spéciaux ou dans un canal central ou de ceinture, ou enfin dans des puisards qui peuvent être creusés lorsque la couche imperméable du sous-sol n'a pas une épaisseur trop considérable. Le curage des cours d'eau existant dans une localité marécageuse et obstrués par des atterrissements spontanés peut faciliter aussi l'écoulement des eaux.

Mais le mode de desséchement le plus efficace est sans contredit le drainage, parce qu'il favorise au plus haut degré l'égouttement vertical et incessant des terrains sur lesquels il agit. Il est même le seul possible dans les contrées où le sol ne présente aucune apparence d'eaux stagnantes,

(1) *Op. cit.*, page 71.

mais dont le sous-sol imperméable retient une couche liquide qui occasionne sans cesse des alternatives d'évaporation et de condensation si fâcheuses pour la santé des hommes. Le microscope démontre d'ailleurs, dans l'air de ces contrées, les mêmes principes que si les eaux couvraient la surface du terrain.

Le drainage peut s'appliquer aussi aux habitations isolées, aux fermes, aux villages, etc. C'est là surtout que cette méthode, trop peu propagée à cause de son prix élevé, est appelée à enfanter des merveilles au point de vue de la régénération physique des populations. Elle a déjà été employée en Sologne, où elle a produit des résultats que je crois devoir signaler :

« Le bourg de la Motte-Beuvron offre une des situations caractéristiques des terres de la Sologne, c'est-à-dire que, sous le sol, à un mètre environ, à l'époque des plus grandes sécheresses, se trouvait une nappe d'eau.

» Pendant les trois quarts de l'année, les caves, quoique peu profondes, renfermaient des eaux fétides produisant des miasmes fiévreux ; l'eau des puits s'élevait jusqu'à la surface du sol ; enfin, les habitants souffraient de tous les inconvénients d'une incurable et extrême humidité.

» Les travaux d'assainissement exécutés dans cette contrée se composent de deux lignes de drains voisines des maisons, sur la route impériale N° 20, formant la grande rue du bourg. Les eaux recueillies sont déversées, au midi, dans la rivière du Beuvron ; au nord, dans le ruisseau de Chicandin.

» Ces lignes principales de drains sont coupées, de distance en distance et à angle droit, vis-à-vis des portes des maisons ou des rues, par des puits ou *regards* établis dans le but de faciliter les réparations et de mettre le drainage partiel de chaque propriétaire autour de son habitation en communication avec le collecteur.

» Au point de vue de l'assainissement, l'opération a parfaitement réussi. Tout le monde a pu voir les caves, dans lesquelles on avait été obligé d'établir des contre-murs pour mettre les tonneaux au-dessus de l'envahissement des eaux, parfaitement assainies ; des puits dont les eaux ont été ramenées à une profondeur suffisante au-dessous de la surface du sol ; des jardins autrefois inondés et improductifs devenus sains et fertiles ; l'église dégagée de toute humidité ; les voies publiques, autrefois boueuses, rendues praticables.

» On s'explique facilement ces effets véritablement merveilleux, lorsqu'on songe que les collecteurs qui se déchargent dans le Beuvron débitent toutes les vingt-quatre heures, dans les temps ordinaires, au moins cinquante mètres cubes d'eau, et ceux qui se déchargent dans le Chicandin une quantité analogue.

» La dépense du drainage de la Motte a été faite de la manière suivante : le domaine impérial a fourni gratis les tuyaux nécessaires (huit cents francs environ); d'autre part le ministère des travaux publics a alloué un crédit de dix-sept cents francs ; enfin, les habitants ont fourni, par souscription, une subvention de mille francs. (Gaugiran). »

Si, par suite de la disposition du sol en bassin, le desséchement d'un marais ne peut avoir lieu, le terrain pourrait être exhaussé au moyen du colmatage qui consiste dans une sorte d'alluvion artificielle opérée par un torrent ou un courant d'eau boueux. Le limon, en se déposant, constitue un nouveau sol. Cette méthode a été employée avec succès dans la Gironde et les Maremmes toscanes.

2. — *Eaux vives.*

La conversion en étangs des marais qui ne peuvent être entièrement desséchés par l'écoulement des eaux ou le colmatage offre beaucoup moins d'inconvénients que leur transformation en prairies et même leur mise en culture.

Aux preuves que l'expérimentation m'a fournies en faveur de cette proposition, et que j'ai fait connaître précédemment, j'ajouterai les observations de M. Burdel en Sologne. Selon lui, les étangs ne méritent pas la mauvaise réputation qu'on leur a faite, et ne sont pas aussi insalubres qu'on l'a dit. « Une preuve à l'appui de cette assertion, continue le consciencieux médecin de la Sologne, c'est que les étangs desséchés sont, pendant plusieurs années, plus insalubres que lorsqu'ils étaient remplis d'eau ; nous en exceptons cependant les étangs mal entretenus qui ne possèdent pas de bassin proprement dit et dont les bords sans limites se changent en plages immenses recouvertes de vase et de roseaux desséchés, lorsque surviennent les chaleurs de l'été. Les étangs, au contraire, qui sont convenablement alimentés et entretenus, dont les bords élevés et plantés opposent un obstacle au débordement de l'hiver et au dessèchement de l'été, ces étangs, disons-nous, ne sont pas aussi insalubres qu'on l'a pensé (1). »

Le docteur Rigodin, de Buzançais, dont le témoignage a tant de poids quand il s'agit des fièvres paludéennes, s'exprime ainsi : « Loin de demander la destruction totale des étangs, nous pensons que leur suppression générale

---

(1) *Op. cit.*, pages 228 et 229.

entraînerait les plus graves inconvénients. Il en résulterait une foule de marais beaucoup plus malfaisants que la retenue d'une masse d'eau profonde (1). »

Une condition indispensable pour la conversion d'un marais en étang, c'est que l'eau y conserve en tout temps une certaine profondeur, ce qu'on peut obtenir en établissant des berges et des systèmes d'empellement convenables.

D'après M. Lambron, M. l'ingénieur Plauchat donne les conseils suivants : « On lutterait efficacement contre l'insalubrité des étangs en les entourant de digues qui permissent d'y conserver en tout temps une profondeur d'eau d'au moins trente centimètres ; en plantant leurs bords d'arbres qui projetteraient leurs ombres sur les parties les moins profondes, aux heures chaudes du jour, et dont le feuillage absorberait ou décomposerait les émanations des étangs (2).

3. — *Plantations d'arbres.*

Ce moyen d'assainissement des localités marécageuses mérite un examen sérieux.

Je viens de citer l'opinion d'un ingénieur distingué, M. Planchat. Un autre ingénieur, M. de Bellegarde, dit qu'il suffirait *probablement*, pour assainir les marais, de couper les vents par des rideaux d'arbres assez rapprochés et se croisant de manière à garantir les habitations des effluves (3). On le voit, M. de Bellegarde n'émet que des probabilités.

---

(1) *Fièvres intermittentes de la Brenne*, page 92. — Poitiers, 1854.

(2) *Op. cit.*, page 109.

(3) *Considération sur le desséchement des terrains marécageux*, etc. — Bordeaux, 1853.

J'ai essayé d'éclairer cette question par des recherches expérimentales dont voici les résultats :

Les prairies marécageuses entourées de tous côtés par des peupliers très rapprochés ne laissent dégager qu'une petite quantité de miasmes, parce que l'évaporation est peu active à la surface du sol qui ne s'échauffe jamais ; et c'est pourquoi les flaques d'eau s'y dessèchent rarement, même par les plus fortes chaleurs de l'été.

Au mois d'août de l'année dernière, je fis passer trois cents litres d'air dans quinze grammes d'acide sulfurique pur, sur une mare presque entièrement desséchée et qu'entourait une haie très élevée. Le conduit aspirateur avait été placé à l'abri de la haie de façon à ne puiser, autant que possible, que l'air qui se trouvait au-dessus de la couche d'eau. L'acide sulfurique était incolore après comme avant l'expérience, et le microscope découvrit à peine quelques débris de végétaux et d'insectes.

Les plantations serrées et disposées contre les vents opposent aussi un obstacle à l'expansion des émanations. Enfin, le feuillage forme une espèce de filtre à travers lequel l'air se débarrasse de la plus grande partie des corps étrangers qu'il renferme.

Une des communes les plus marécageuses du canton de Levroux, dans laquelle j'ai observé le moins de fièvres intermittentes, la commune de Moulins, doit certainement ce privilége à la grande quantité de peupliers dont elle est couverte.

Les fossés, lorsque les eaux s'écoulent difficilement, deviennent aussi, sous l'influence de la chaleur, des foyers d'émanations pernicieuses.

Le seul moyen d'empêcher la formation de ces émanations est de faciliter l'écoulement des eaux par le curage, et ensuite de planter les bords des cours d'eau de certains végétaux, tels que des osiers, des saules, des aunes. En même temps que ces végétaux rendent l'évaporation moins active à la surface de l'eau, ils s'opposent à l'expansion des effluves dans l'atmosphère et aux atterrissements spontanés en maintenant les terres peu consistantes et peu solides par la multiplicité et l'intrication de leurs racines. Les aunes surtout atteignent parfaitement ce dernier but.

Il résulte de ce qui précède que, lorsqu'il n'est pas possible d'empêcher la stagnation des eaux, les plantations d'arbres très rapprochés et de haies élevées sont un excellent moyen d'éviter ou au moins d'atténuer la funeste influence des émanations (1).

4. — *Reboisements.*

L'homme, par ses dévastations, a multiplié autour de lui les éléments d'insalubrité. Ainsi, pour ne parler que de quelques contrées de la France, l'histoire nous montre la Brenne, la Sologne, la Dombes, etc., couvertes jadis de bois nombreux et de *villas.* La Thaumassière, dans son histoire du Berri, parle en ces termes d'une localité de la Brenne (Méobecq) : « lieu très agréable et fertile, arrosé par le cours des eaux et bien propre pour la chasse.... » M. Becquerel, de l'Institut, dit : « La Brenne, éloignée de la Sologne de cinquante à soixante kilomètres et d'une superficie de quatre-vingt mille hectares, dont cinq mille en

(1) Je ne saurais trop recommander ces plantations autour des fosses qui existent dans la cour ou dans le voisinage de la plupart des fermes, et où vont boire les bestiaux. C'est le moyen de prévenir de graves maladies qui pourraient atteindre non-seulement les habitants, mais encore les animaux ; car, lorsque ces fosses sont mises à sec par l'action de la chaleur, elles laissent dégager une infinité de miasmes. Je l'ai constaté plusieurs fois par l'expérience.

étangs, était comme la Sologne, il y a douze siècles, couverte de forêts, entrecoupée de prairies, arrosée d'eaux courantes et vives ; elle était renommée par la fertilité de ses pâturages et la douceur de son climat. Les forêts tombèrent frappées par l'homme, sous la dent meurtrière du bétail, et par les incendies allumés pour renouveler les brandes, landes couvertes de bruyères et de genêts. Les eaux ne tardèrent pas à envahir les terrains improductifs qui devinrent fangeux. D'un autre côté, le terrain, avec son sous-sol imperméable, se prêtait parfaitement à l'établissement des étangs ; aussi, les communautés religieuses se hâtèrent-elles de les propager, dans le but d'utiliser des terres sans valeur et d'en tirer une nourriture préférable à celle des plantes potagères. Le problème à résoudre, pour la Brenne comme pour la Sologne, est d'en revenir à son état primitif : il faut pour cela planter et cultiver les terres après les avoir assainies et amendées. »

Les expériences dont j'ai signalé plus haut les résultats, concernant l'influence des grands végétaux sur l'action des marécages, montrent les avantages qu'il faut attendre du reboisement. Si les fièvres paludéennes étaient inconnues dans la Brenne et la Sologne lorsque d'immenses forêts couvraient le sol de ces contrées, pourquoi ne pas leur rendre cette précieuse salubrité en les replaçant dans leurs conditions premières.

En résumé, la destruction des forêts et des arbres élevés, ces grands paratonnerres, — pour me servir de l'expression d'Arago, — ont amené dans le sol et dans l'atmosphère des perturbations qui engendrent la maladie, la grêle et les inondations, et, avec ces fléaux, la misère et la dégradation physique et morale de l'espèce humaine. Le reboisement est un des plus puissants remèdes à tous ces maux.

5. — *Défrichement des brandes.*

La végétation sauvage et envahissante qui a remplacé les bois forme un obstacle permanent à l'écoulement des eaux, d'où résultent une humidité constante et un nombre considérable de flaques d'eau qui sont autant de laboratoires de miasmes. Je ferai, pour les défrichements, les mêmes remarques que pour le dessèchement : si le terrain n'est pas complètement assaini par suite de l'écoulement des eaux, le dégagement des effluves se fera bien plus facilement sur le sol dénudé que lorsqu'il était ombragé par les touffes de bruyères.

Le défrichement, utile à l'agriculture, n'est donc pas toujours avantageux pour la salubrité. Il en résulterait, au contraire, une amélioration sensible, si, après le défrichement des brandes, la terre était boisée au lieu d'être mise en culture ou couverte de prairies.

RÉSUMÉ.

Je crois avoir démontré

Que l'air qui environne les eaux stagnantes renferme une quantité plus ou moins considérable de détritus organiques constitués principalement par des débris de végétaux, d'insectes, et d'animalcules infusoires ;

Que ces principes, existant en grande partie dans les eaux, sont répandus dans l'atmosphère par la vapeur formée à leur surface, et en même temps par les vents, lorsque le sol est à sec;

Qu'on les retrouve dans l'humus des sols marécageux, même longtemps après leur desséchement;

Qu'ils sont réellement la cause productrice des phénomènes de l'impaludation ;

Que d'ailleurs ces phénomènes varient non-seulement suivant les climats, mais encore suivant l'état de la surface d'évaporation, et probablement aussi la sécheresse et l'humidité du sol et de l'atmosphère ;

Que le desséchement des marais, comme moyen préservatif, est plus nuisible qu'utile lorsqu'il n'est pas possible de donner un écoulement complet aux eaux, puisque la surface d'évaporation qui en résulte est beaucoup plus malfaisante qu'avant le desséchement ; que beaucoup de prairies sont, de cette manière, des foyers d'infection qu'il serait urgent de détruire ;

Que de toutes les méthodes de desséchement (écoulement des eaux, colmatage, etc.), le drainage est la plus efficace, et qu'il pourrait être avantageusement appliqué à l'assainissement des maisons, des fermes, des bourgs, etc.

Que, lorsque le desséchement complet n'est pas possible, la mise en pleine eau offre moins de dangers que la conversion en prairies et même la mise en culture ; car, les étangs dont la couche d'eau a toujours une certaine profondeur sont loin d'être aussi insalubres qu'on le croit généralement ;

Que les plantations d'arbres et d'arbustes très serrés, tels que peupliers, osiers, saules, aunes, et de haies élevées autour des étangs, des prairies marécageuses, des mares, des fossés, en un mot de toute portion du sol où les eaux peuvent stagner, sont un excellent moyen d'empêcher l'expansion des émanations dans l'atmosphère ;

Que le reboisement des contrées couvertes autrefois de forêts est le plus puissant remède à tous les maux qui ont amené la dégradation physique et morale des populations de ces contrées ;

Qu'enfin le défrichement des landes, au point de vue de la salubrité, ne sera avantageux qu'à la condition de boiser la terre après le défrichement, s'il n'est pas possible de donner un écoulement facile et complet aux eaux, la conversion en prairies et même la mise en culture ne pouvant que faciliter dans ce cas et la formation des miasmes et leur expansion dans l'air.

NOTE.

Extrait d'une Lettre de M. le docteur POUCHET, *directeur du Muséum d'histoire naturelle de Rouen, correspondant de l'Institut, professeur de zoologie, etc.*

« Vos recherches me paraissent d'un grand intérêt, et je suis certain que vous réussirez complètement, si vous voulez un peu modifier le procédé que vous avez suivi jusqu'à présent..........

....

» Il faudrait, pour recueillir les corpuscules et les pouvoir déterminer, ce qui serait facile, *se servir d'eau.* A cet effet, vous pourriez, à l'aide d'un aspirateur, faire passer des masses d'air à travers des boules de Liebig ou tout simplement des tubes de sûreté ; puis, ensuite, examiner l'eau au microscope, etc., etc. »

Extrait de ma réponse à M. POUCHET.

« J'ai lu avec le plus vif intérêt toutes vos communications à l'Académie sur la génération spontanée ; mais la dernière a principalement fixé mon attention, à cause du rapport qui existe entre vos recherches et celles que je fais depuis bientôt deux ans, dans un but différent, il est vrai. Par cette communication, vous avez appelé le premier l'attention des observateurs sur l'étude micrographique de l'air, étude grosse de révélations et d'avenir ; la science vous en saura gré.

» En vous remerciant des précieux conseils que vous avez daigné me donner dans votre très honorée lettre du 9 avril dernier, permettez-moi de vous faire connaître les principales raisons qui m'ont empêché d'employer l'eau distillée au lieu de l'acide sulfurique :

1° J'ai constaté dans mes premières recherches que l'eau ne retenait qu'une partie des corpuscules suspendus dans l'atmosphère : les plus lourds, tels que ceux qui appartiennent au règne minéral, s'y déposent ; mais beaucoup de substances organiques bien plus légères retournent dans l'air, comme j'ai pu m'en assurer en faisant passer dans de l'acide sulfurique pur de l'air lavé dans de l'eau distillée ;

2° L'acide sulfurique pur indique, par la coloration plus ou moins foncée qu'il présente après l'expérience, la plus ou moins grande quantité de matières organiques contenues dans l'air ; si j'osais établir une comparaison, je dirais que cet acide est pour les miasmes ce que le papier de M. Schœnbein ou de M. James de Sédan est pour l'oxigène naissant ou *ozone ;*

» 3° Qui peut prouver que les animalcules infusoires ou leurs débris trouvés dans l'eau distillée après l'expérience ne se sont pas formés dans le liquide par suite de la fermentation des détritus organiques que l'air y a déposés, etc., etc. » ....

....

APPAREIL.

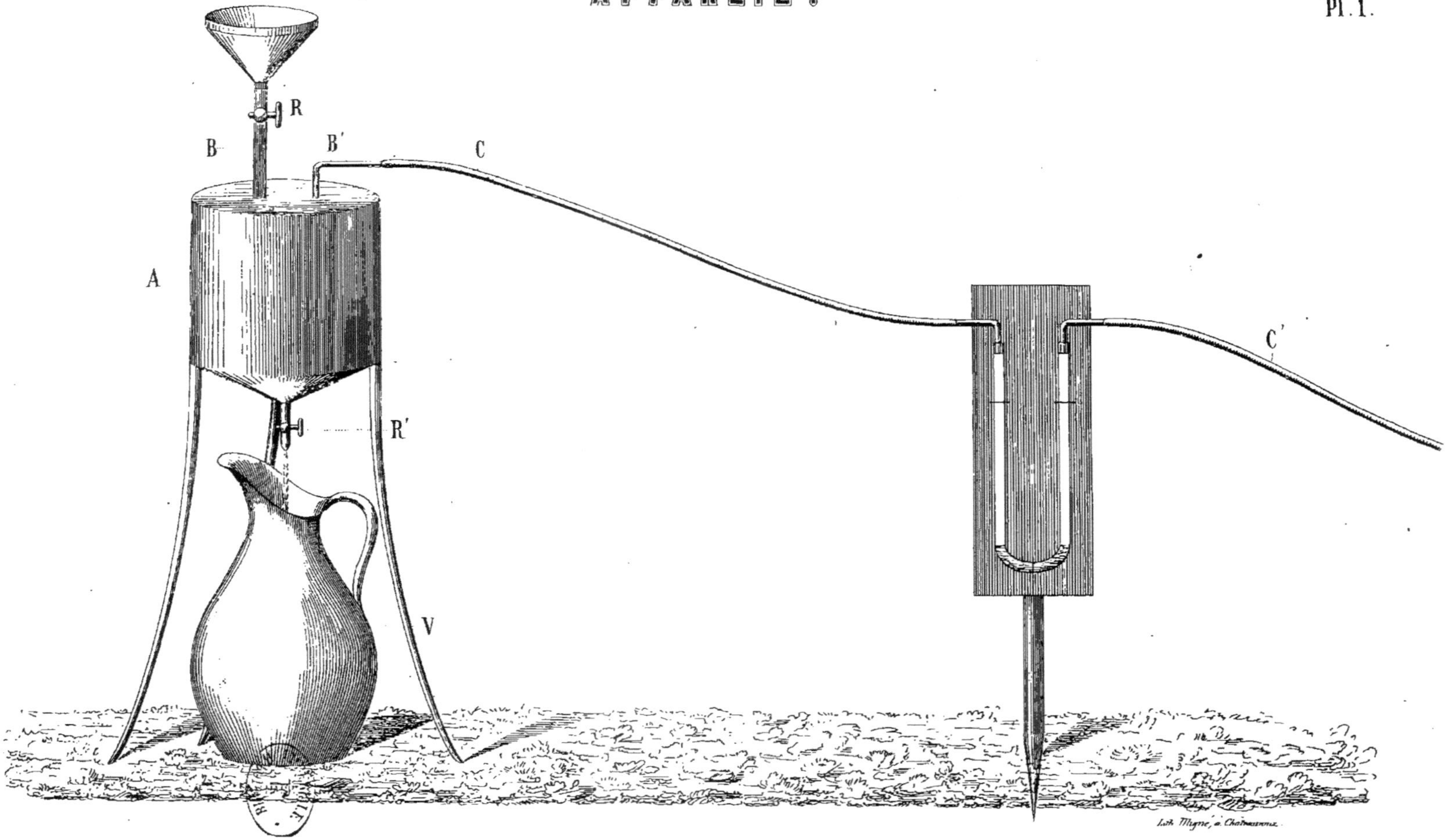

Pl. 1.

R
B
B′
C
A
R′
V
C′

Lith. Migne, à Chateauroux.

ÉMANATIONS

recueillies au Mois de Septembre 1858, sur un Etang mis à sec,

vues au Microscope. Pl. II.

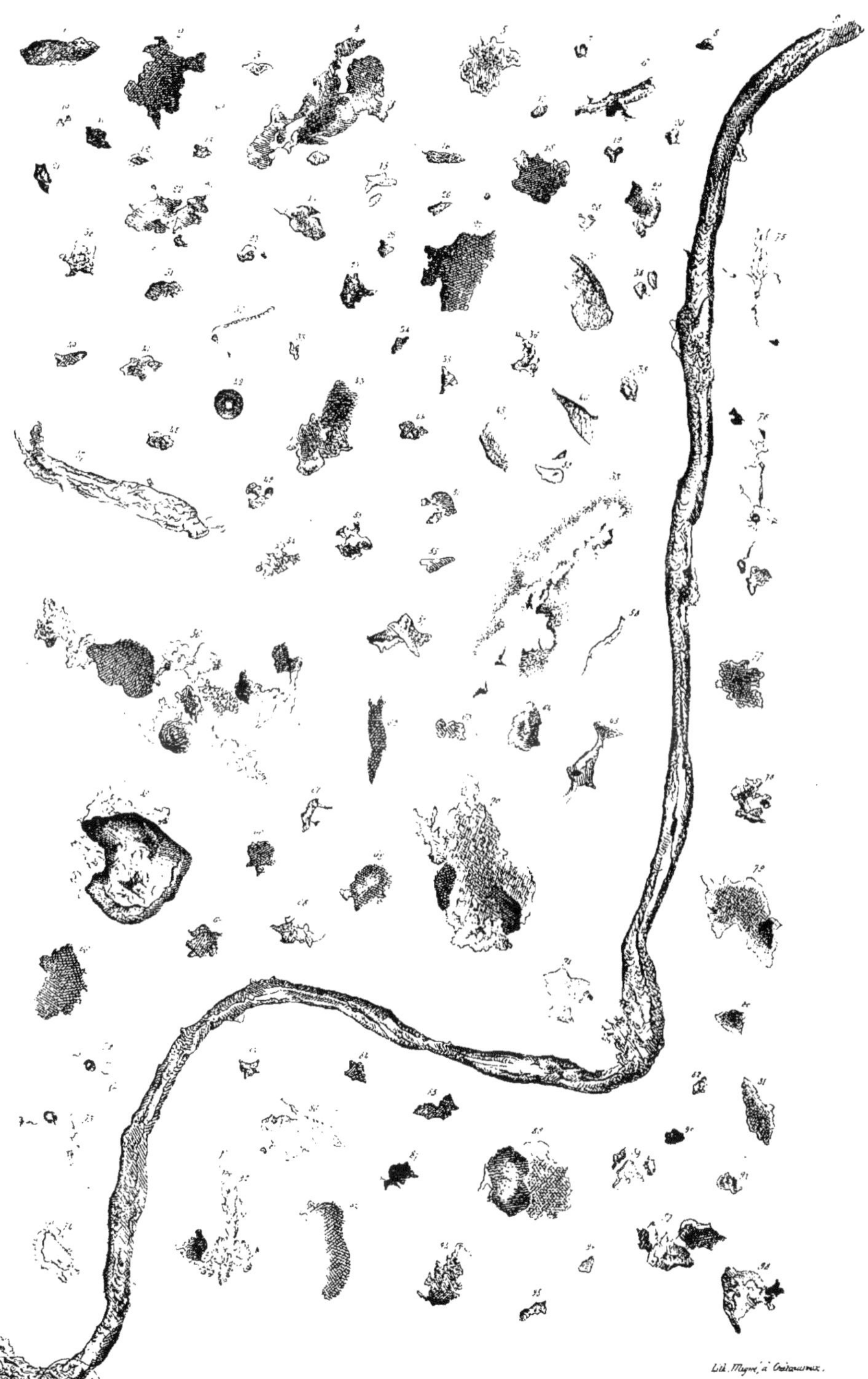

Lith. Magne, à Châteauroux.

ÉMANATIONS

recueillies sur la Prairie de Villegongis,

vues au Microscope. Pl. III.

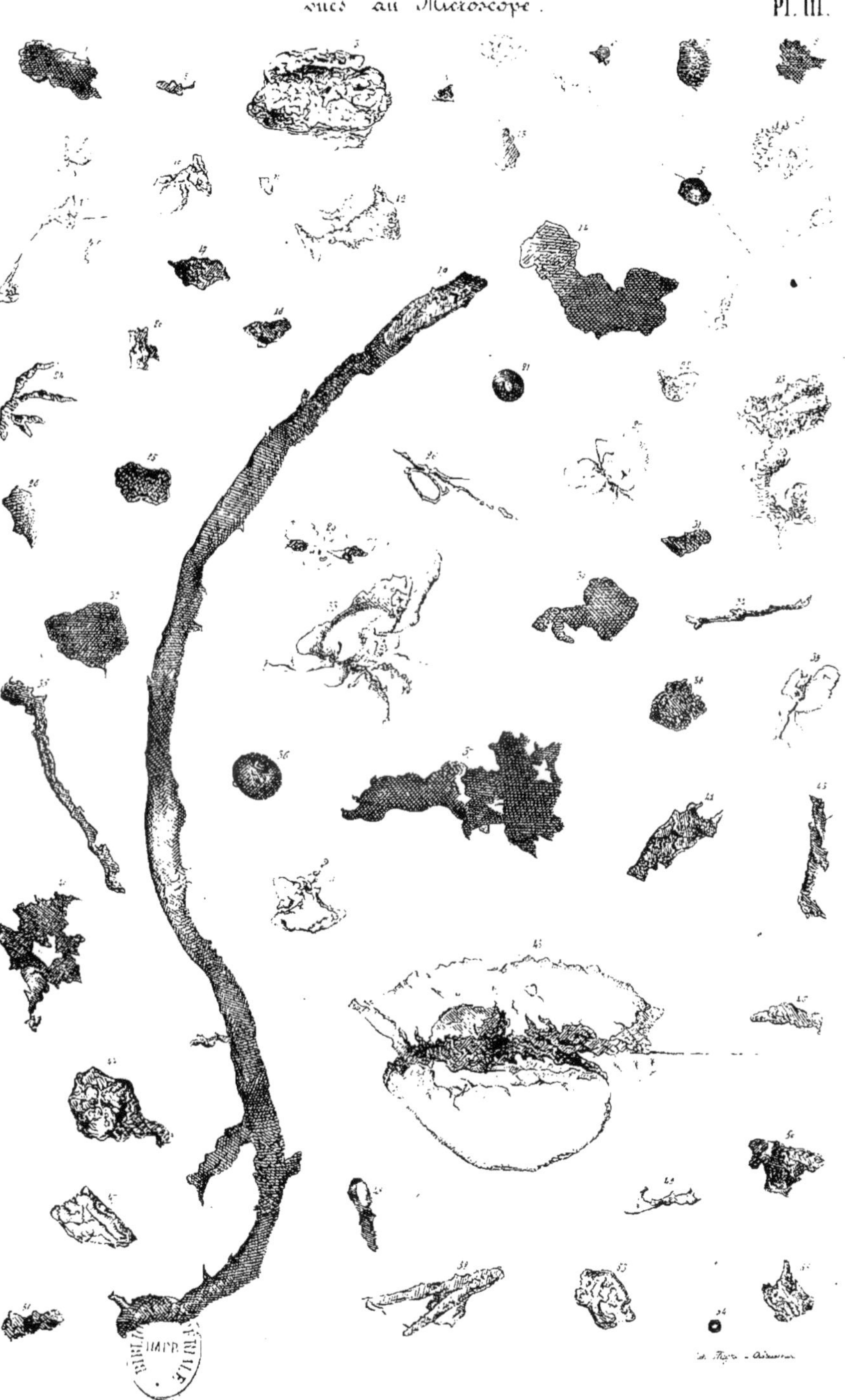

ÉMANATIONS

recueillies sur la Prairie de la Maremagne (ancien Etang desséché),

vues au Microscope.

Pl. IV.

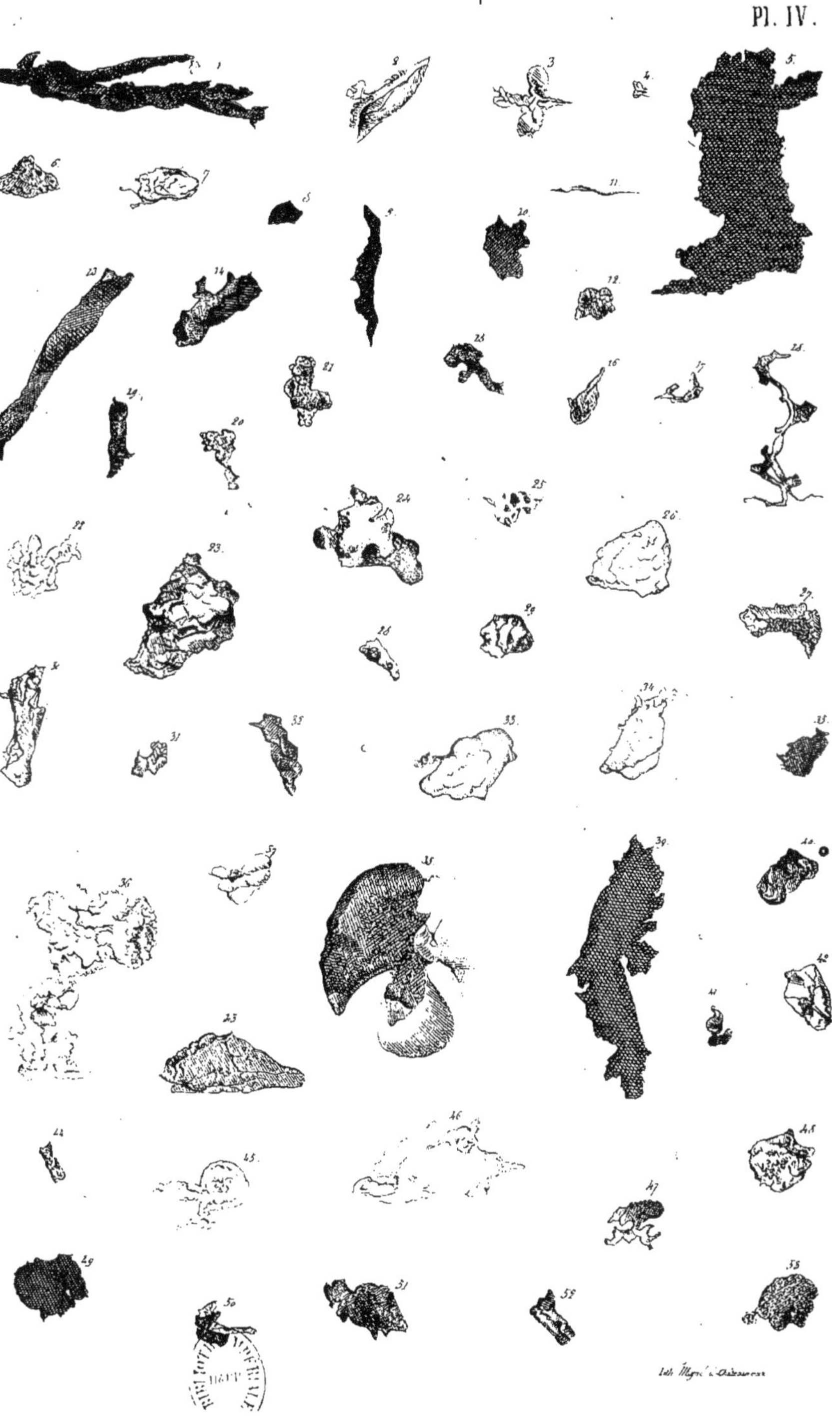

ÉMANATIONS

recueillies sur un Etang en pleine eau,

vues au Microscope.

Pl. V.

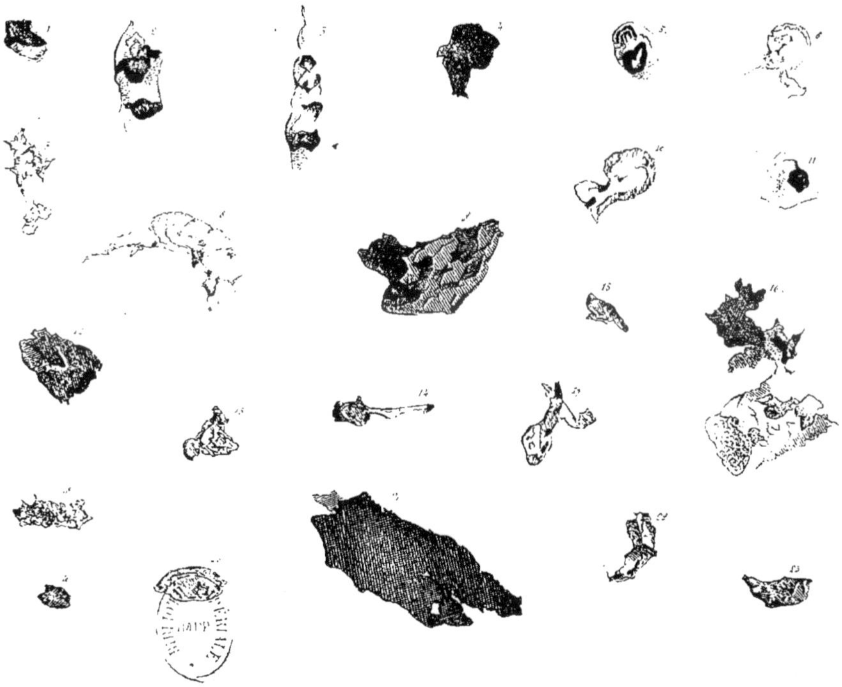

www.ingramcontent.com/pod-product-compliance
Ingram Content Group UK Ltd.
Pitfield, Milton Keynes, MK11 3LW, UK
UKHW020346250726
13967UKWH00005B/2149

9 782011 909916